BEI GRIN MACHT SICH IHR WISSEN BEZAHLT

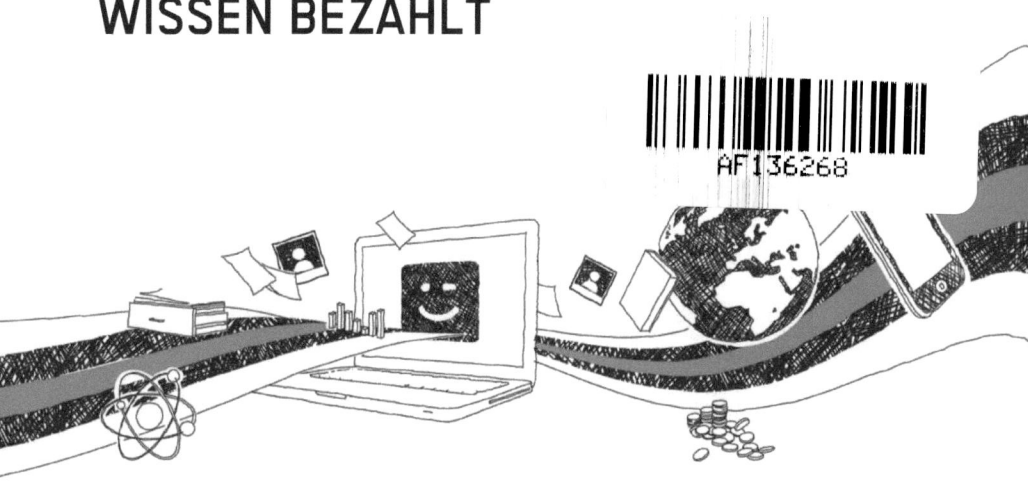

AF136268

- Wir veröffentlichen Ihre Hausarbeit,
  Bachelor- und Masterarbeit

- Ihr eigenes eBook und Buch -
  weltweit in allen wichtigen Shops

- Verdienen Sie an jedem Verkauf

Jetzt bei www.GRIN.com hochladen und kostenlos publizieren

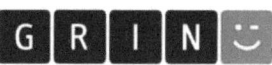

Ernährungsberatung. Ein Beispiel unter Einbezug des GROW-Modells

GRIN ☺

Bibliografische Information der Deutschen Nationalbibliothek:

Die Deutsche Nationalbibliothek verzeichnet diese Publikation in der Deutschen Nationalbibliografie; detaillierte bibliografische Daten sind im Internet über http://dnb.d-nb.de abrufbar.

ISBN: 9783346512260
Dieses Buch ist auch als E-Book erhältlich.

Druck und Bindung: Books on Demand GmbH, Norderstedt Germany
Gedruckt auf säurefreiem Papier aus verantwortungsvollen Quellen

Das vorliegende Werk wurde sorgfältig erarbeitet. Dennoch übernehmen Autoren und Verlag für die Richtigkeit von Angaben, Hinweisen, Links und Ratschlägen sowie eventuelle Druckfehler keine Haftung.

Das Buch bei GRIN: https://www.grin.com/document/1131351

Deutsche Hochschule für
Prävention und Gesundheitsmanagement

Datum Präsenzphase:	03.08.2020 – 05.08.2020
Studienort:	Köln
Aufgabe:	Durchführung einer Ernährungsberatung unter Einbezug des GROW-Modells

Inhaltsverzeichnis

1 Einleitung

Tab. 1: Anamnese der Klientin (Eigendarstellung)

Kriterium	Werte der Klientin
Alter	49
Geschlecht	Weiblich
Größe	1,58 m
Gewicht	68,6 kg
BMI	27,5 kg/m^2
Körperfettanteil	28,3% = 19,4 kg
Muskelmasseanteil	53,9% = 46,7 kg
Stoffwechselalter	34 Jahre
Viszerales Fettlevel	6
Gesamtkörperwasser	51,0% = 35,0 kg
Soziale Situation	Verheiratet; zwei Kinder (17 und 20 Jahre); einen einjährigen Hund
Berufliche Situation	Fünf Tage die Woche halbtags im Büro als Steuerfachangestellte in der eigenen Firma
Persönlichkeitsprofil	Warmherzig; hilfsbereit; entschlossen; empathisch; zuverlässig; kreativ; zumeist selbstbewusst, aber zu teils unsicher in Bezug auf momentanen Körper; ehrlich, ausgeglichen
Sportliche Aktivität	Einmal pro Woche ca. fünf Kilometer joggen; angemeldet in einem Fitnessstudio: gelegentlicher Besuch; Workouts zu Hause; pro Tag mindestens 10.000 Schritte
Risikoprofil	Knoten in der Schilddrüse → unter Beobachtung; Rauchen einer E-Zigarette; Wechseljahre abgeschlossen; jährliche Gesundheitschecks

Das Zeil der Klientin ist es mindestens zehn Kilogramm (folgend kg abgekürzt) abzunehmen, um auf ihr früheres Wohlfühlgewicht zu kommen. Dies lag bei einer Kilogrammanzahl, die mit einer fünf vorne beginnt. Der Wunsch nach einer Abnahme bezieht sich hierbei nicht auf eine bestimmte Stelle, sondern allgemein auf den gesamten Körper. Die Frau hat betont, dass sie selbst keinen Zeitraum für den Gewichtsverlust angeben möchte, um das gewünschte Gewicht anschließend auch langfristig zu Halten. Abgesehen vom eigenen Wohlbefinden ist es ihr wichtig wieder in die alten Anziehsachen zu passen, die auch noch im Kleiderschrank liegen und keine neuen kaufen zu müssen. Nebenbei soll auch auf die allgemeine Körperstraffung geachtet werden, um sich auch wieder wohler zu fühlen.

Diese beiden Ziele möchte die Klientin durch Sport und eine Ernährungsumstellung erzielen.

2 Coaching-Prozess

2.1 Theoretische Beschreibung des GROW-Modells

Das GROW-Modell wurde 1997 von Whitmore als Richtlinien für die Coaching-Sitzungen konstruiert. Diese Richtlinien sind für den Coach in Einzel-, Gruppensitzungen und beim Selbstcoaching anwendbar.

Unter „Coaching" versteht Whitmore einen personenzentrierten Beratungs- und Betreuungsprozess, der sowohl private als auch berufliche Inhalte umfasst. Ziel ist es dabei, den Klienten oder die Klientin in ihrer Fähigkeit des Selbstmanagement zu verbessern, d.h. es werden keine direkten Lösungsvorschläge seitens des Coaches gegeben.

Whitmore hat in der Grundform des GROW-Modells vier Stufen festgelegt, an denen sich der Coach orientieren kann (Edgerton und Palmer, 2005).

Die erste Stufe „Goal setting" dient der Festlegung kurz- und langfristiger Ziele für die Coaching-Sitzung. Dabei ist zu bedenken, dass die langfristigen Ziele, auch Endziele genannt, selten der eigenen Kontrolle des Klienten unterliegen, während dies bei den kurzfristigen Zielen, Prozessziele, weitestgehend der Fall ist. Um schwierig kontrollierbare Endziele in kontrollierbare Prozessziele zu unterteilen, hilft es, wenn diese die sogenannten SMART-Eigenschaften (George T. Doran, 1981) aufweisen. Die eben angesprochenen Eigenschaften bedeuten: Specific (spezifisch), Measurable (messbar), Assignable (attraktiv), Realistic (realistisch) und Time-related (terminiert).

Bei der zweiten Stufe des Modells von Whitmore handelt es sich um „Reality checking",
was bedeutet, dass durch Fragestellungen seitens des Coaches überprüft wird, wie die
Ausgangssituation des Klienten/der Klientin momentan ist. Davon abgeleitet wird das zu
lösende Problem erneut definiert, um dann ggf. die zuvor festgehaltenen Ziele in der Stufe
„Goal" anzupassen. Hierbei ist zu beachten, dass der Klient einen möglichst detaillierten
Ist-Zustand beschreibt, damit er anschließend in Zusammenarbeit mit seinem Coach einen realistischen und gut entwickelten Ansatz für die Lösung entwickeln kann.

Als dritte Stufe legte Whitmore „Options" fest, welche sowohl alle möglichen Optionen,
Strategien und Handlungsabläufe für den Klienten/die Klientin umfasst. Grundlage dabei
ist es, dass diese vom Klienten/von der Klientin selbst aus genannt und diese zunächst
ohne Bewertung betrachtet werden, um eine hohe Anzahl an Alternativen zu erlangen.
Im anschließenden Schritt kommt die Bewertung im Sinne einer Realitätsüberprüfung der
Durchführbarkeit hinzu, welche ausschließlich durch Anregungen seitens des Coaches an
den Klienten/der Klientin erarbeitet werden.

Die vierte und vorerst letzte Stufe des Modells ist als „What, When, Who, Will" definiert,
in der beantwortet wird, was der Klient/die Klientin im Anschluss genau zu tun hat. Das
grundlegende Ziel bei dieser Stufe ist es, dass der Klient eindeutig weiß, dass er die fest-
gelegten Ziele selbst umsetzen muss und dabei selbst glaubt, dass er/sie diese erreichen
kann. Außerdem wird in diesem Zuge ein Aktionsplan erstellt, welcher den Klienten/die
Klientin dabei unterstützen soll mögliche Hindernisse zu überwinden und welche Maßnahmen zur Änderung des Ausgangsproblems ergriffen werden können.

Das heißt das Modell nach Whitmore endet mit allen Vorbereitungen des erwünschten
Verhaltens, das in der Praxis umgesetzt werden soll.

Im Jahr 2009 erweiterte Fuchshuber das „GROW-Modell" mit einer weiteren Stufe, um
besser zu gewährleisten, dass das neu erlernte Verhalten des Klienten/der Klientin erfolgreich umgesetzt wird. Diese bezeichnete Fuchshuber als „Gap", bei der mögliche Zielab-
weichungen überprüft werden, d.h. zwischen der vierten und fünften Stufe des Modells
liegt ein zuvor ausgemachter Zeitrahmen, in dem die neu erlernten Verhaltensmuster umgesetzt werden sollten. In dieser Stufe analysieren beide Parteien zunächst gemeinsam
wie weit das festgelegte Ziel entfernt ist und falls dies der Fall sein sollte, weshalb keine
gewünschte Zielerreichung erfolgt ist. Überprüft werden dabei folgende Faktoren: Weist
das zu Beginn festgelegte Ziel die „SMART"-Eigenschaften auf?, War der Klient/die Klientin schon bereit für das neue Verhalten?, Lag es an der Motivation seitens des Klien-
ten/der Klientin? und gibt es äußere Faktoren, die zuvor nicht bekannt oder berücksichtig

wurden? Schließlich unterstützt und ermutigt der Coach den Klienten/die Klientin zu einer erneuten und angepassten Zieldefinition und einer weiteren Maßnahmenplanung für einen neuen Zeitrahmen.

2.2 Stufe Goal des GROW-Modells mit der Klientin

Am 10.08.2020 fand der Coaching-Prozess in der Stadt Essen statt. Gemeinsam setzten sich beide Parteien zusammen und begannen mit einer ausführlichen Anamnese, welche zuerst dazu diente alle relevanten gesundheitlichen Faktoren zu besprechen. Abgesehen von den kalten Knoten in der Schilddrüse sind keine gesundheitlichen Risiken, sowie eine Art von Nahrungsmittelunverträglichkeiten oä. bekannt. Zudem ist der BMI mit 27,5 kg/m^2 zwar im übergewichtigen Bereich, stellt aber weitestgehend kein gesundheitliches Risiko dar. Von diesen Faktoren abgeleitet ist es möglich eine gefahrlose Ernährungsberatung durchzuführen, um die Ziele der Klientin durchzuführen.

Nach der Zieldefinition nahm die Beraterin eine Bestandsaufname des Sport-, Ernährungs- und Trinkverhalten auf. Diese zeigte, dass die Klientin die empfohlenen Schrittanzahl von 10.000 Schritten an den meisten Tagen der Woche erreicht (Tudor-Locke, Johnson, Katzmarzyk, 2009). Sie ist bereits in einem Sportstudio angemeldet nutzt dieses momentan jedoch unregelmäßig (Für detailliertere Informationen s. Punkt 2.3). Durchschnittlich trinkt die Klientin ca. einen Liter pro Tag und isst drei Mahlzeiten mit seltenen Zwischenmahlzeiten, jedoch sind die Mahlzeiten häufig spontan gemacht und unterliegen selten einer Planung.

Nach dieser Bestandsaufnahme des Lebensstils stieg die Klientin auf eine Körperanalysewaage, welche den Aufbau des Körpers zeigt. Diese zeigte, dass das Gewicht aus gesundheitlicher Sicht zu hoch ist, der Fettanteil mit 28,3% allerdings im empfohlenen Bereich (23,0% - 34,0%) liegt. Der Muskelanteil beträgt 46,7 kg, was bedeutet, dass dieser über dem empfohlenen Werten von 34,5kg – 43,6kg liegt, im Hinblick auf den Grundumsatz jedoch nicht ganz ihre Funktion der Fettverbrennung und Verstoffwechselung erfüllen.

Anschließend stellte die Beraterin gezielte Fragen an die Klientin, um das bzw. die Ziele dieser herauszufinden.

Die Klientin nannte zwei Ziele, wobei eins davon im Fokus steht. Dieses Ziel, von der Klientin „Hauptziel" genannt, ist es zehn kg abzunehmen, welche nicht auf einen spezifischen Körperbereich bezogen sind. Der Frau ist es wichtig, dass der genannte Gewichtsverlust allgemein auf den Körper verteilt ist. Da die Klientin sich mit ihrem momentanen

Gewicht nicht sehr wohlfühlt, möchte sie wieder ein Gewicht erreichen, das mit einer fünf vorne beginnt. Nachdem dieses Gewicht verloren wurde und die alte Kleidung wieder passt, ist es Ziel dies langfristig zu halten, weswegen auch kein Zeitrahmen seitens der Klientin festgehalten werden wollte, um das gewünschte Gewicht zu erreichen.

Als zweites Ziel wurde eine allgemeine Straffung des Körpers genannt. Auch hierbei soll kein Fokus auf einen bestimmten Körperbereich gelegt werden, sondern eine allgemeine Straffung. Hintergrund ist dabei, dass das Wohlbefinden der Klientin weiterhin erhalten bleibt und ggf. noch gesteigert wird. Außerdem erhofft sich die Klientin dadurch langfristiger an ihrer Ernährungs- und Sportumstellung festzuhalten, da nach einer Beendigung dieser sowohl der Fettanteil als auch das Gewicht wieder ansteigen würde.

2.3 Stufe Reality des GROW-Modells mit der Klientin

Im zweiten Teil des Gespräches wurde die detaillierte Ausgangssituation der Klientin besprochen. Diese isst das erste Mal morgens so gegen neun oder zehn Uhr meist ein Brötchen mit Belag und Dressing darauf, welches selbst zubereitet wurde. Vor dem Mittagessen, welches um ca. 14 Uhr gegessen wird, nimmt die Klientin je nach Hungergefühl geschnittenes Obst zu sich, worauf mittags die Reste vom Abendessen des Vortages folgen. Das Abendessen wird in der Regel selbst frisch gekocht und dann gemeinsam mit der Familie um ca. 20 Uhr gegessen. Bei dem Abendessen wird viel Wert darauf gelegt Kohlenhydrate durch Nudeln oder Kartoffeln, Fette und Eiweiße durch mageres Fleisch aufzunehmen. Hinzu kommt dabei eine Portion Gemüse, welches entweder frisch geschnitten und zubereitet oder aufgetaut aus der Tiefkühltruhe serviert wird. Ungefähr eine halbe Stunde oder eine Stunde nach dem Abendessen isst die Person ein Eis. Dieses Vorgehen findet laut eigener Aussage an sechs von sieben Tagen die Woche statt. Außerdem wurde berichtet, dass abgesehen von dem Eis selten weitere Süßigkeiten gegessen werden, da diese seit geraumer Zeit nicht mehr gekauft werden, wodurch es der Klientin leichter fällt auf Naschen zu verzichten.

Zum Trinkverhalten äußerte die Frau zuerst, dass ihr bewusst sei, dass sie zu wenig trinkt, allerdings kein richtiges Durstgefühl hat und es dann vergisst regelmäßig und viel zu trinken. Morgens trinkt sie zwei Tassen Kaffee zusammen mit Milch und dann auf den Tag verteilt ungefähr einen Liter Wasser und ungesüßten Tee. Bisher sind keine Beschwerden aufgrund des geringen Trinkverhaltens festgestellt worden.

Im März dieses Jahrs mussten aufgrund des COVID-19 Virus alle Freizeitaktivitäten abgesagt und geschlossen werden. Dadurch hatten die Menschen, ebenso wie die Klientin, mehr Zeit zu Hause, welche sie versuchte sinnvoll zu nutzen und wieder regelmäßiger Sport machte. In diesen knapp 2,5 Monaten trainierte die Frau drei Mal pro Woche mit YouTube Videos und ging zusätzlich einmal die Woche 5 km joggen. Dieses Verhalten ist jedoch „leider wieder eingeschlafen" (Klientin, 10.08.2020). Ein genauer Grund ist der Klientin dafür aber nicht bekannt. Nur im Bezug zum Joggen nannte die Klientin den Grund, dass der Hund noch zu jung sei, um mitzugehen und sie allein unmotiviert ist. Momentan ist sie in dem Frauenfitnessstudio Mrs.Sporty angemeldet, besucht dieses allerdings nur unregelmäßig. Hierbei fällt es ihr leichter Gründe zu benennen, einer davon ist, dass der Weg, welcher ca. 35 Minuten dauert, für sie zu weit entfernt ist und sie aufgrund des Hundes nicht direkt nach der Arbeit zum Sport fahren kann, da der mit zur Arbeit genommen wird und die Trainingszeit nicht im Kofferraum des Autos warten kann.

Es wurde betont, dass die Motivation und der Wille wieder Sport zu treiben vorhanden ist und dies am liebsten zusammen mit dem Partner getan werden möchte.

Auf die Frage, was die Klientin bisher in der Vergangenheit für ihre Ziele getan hat antwortete diese, dass die bis auf den Sport während des „Corona-Lockdowns" in naher Vergangenheit nichts Weiteres tat. Währenddessen fühlte sich die Klientin fitter, merkte aber zeitgleich, dass sich an dem Gewicht nichts änderte. Deswegen startete die Frau zwischendurch Versuche die Ernährung erneut zu ändern, wie sie dies bereits im Jahr 2019 erfolgreich mit einer Low-Carb-Ernährung machte. Allerdings schlugen diese Versuche bisher fehl, da sie dies nicht mit der Unterstützung des Mannes tat, sondern dann alles für sich allein und gesondert zubereitete, weswegen ihr auf Dauer die Motivation fehlte.

Während der bereits angesprochenen Ernährungsumstellung im vergangenen Jahr nahm sie innerhalb sechs Monaten zehn kg ab und fühlte sich damit sehr gut und wohler als momentan. Nach den besagten sechs Monaten fand ein Urlaub statt, in dem nicht so sehr auf die Ernährung geachtet wurde und danach fiel es sowohl der Klientin als auch ihrem Partner schwer sich wieder in die alte Ernährungsweise einzufinden. Bis heute hat dies nicht funktioniert, allerdings möchte die Klientin ihren Mann erneut dazu bringen mit ihr eine Ernährungsumstellung zu machen, da dieser auch abnehmen möchte.

Die Klientin sieht es als realistisch an die Ernährung wieder in Low-Carb zu ändern, da dies momentan zeitlich gut umsetzbar ist und die Gegebenheiten drumherum vielversprechend sind. Zeitgleich möchte sie dabei darauf achten mehr Wasser oder ungesüßten Tee zu trinken und wieder regelmäßiger Sport zu machen, um den Stoffwechsel zu unterstützen. Sie betonte, dass es ihr nicht wichtig ist im Fitnessstudio Sport zu machen, sondern gerne auch von zu Hause aus. Unter einer guten Regelmäßigkeit versteht die Klientin zwei bis drei Mal pro Woche Sport zu treiben, was sie auch als realistisch ansieht.

2.4 Stufe Options des GROW-Modells mit der Klientin

Im folgenden Schritt beschäftigten sich die Klientin und die Beraterin mit der Optionssammlung, die die Klientin hat, um ihre Ziele einer Gewichtsreduktion und Straffung zu erreichen.

Zuerst ist festzuhalten, dass es der Klientin nicht einfach fiel die Optionen ohne Bewertung zu berücksichtigen, da sie direkt überlegte, ob die Möglichkeiten für sie realistisch sind. Sie stellte außerdem fest, dass sie durch ihre vorherige Erfahrung mit der Low-Carb Ernährungsumstellung sehr darauf fixiert war, diese erneut in Betracht zu ziehen.

Um die Klientin zur Selbsthilfe zu unterstützen sollte diese festlegen, was für sie ein erster Erfolg ist. Dieser ist es die Ernährungsumstellung für mindestens eine Woche gemeinsam mit der Familie durchzuhalten. Wichtig ist es ihr dabei, dass die Planung mit der Familie zusammen gemacht wird. Sobald es keine schnelle Verhaltensänderung gibt, sieht die Klientin das als eine weitere Verschlechterung ihrerseits an, da sie es dadurch als zunehmend schwieriger ansieht in ein geregeltes und geplantes Essverhalten zurückzufinden.

Durch dieses Anleiten seitens der Beraterin fiel es der Klientin leichter alle Optionen in Betracht zu ziehen, ohne dabei direkt eine Bewertung vorzunehmen.

Zuerst nannte sie die Low-Carb Ernährung mit geregelten und geplanten Mahlzeiten, bei der sie sich Rezepte aus Kochbüchern raussuchte, um eine Abwechslung in die Ernährung reinzubringen. So hat sie das auch bereits vor einem Jahr gemeinsam mit ihrem Mann gemacht, der sie jetzt auch unterstützen soll und denen es auch beiden im Vorjahr gut geschmeckt hat.

Hinzu kommt, dass die Klientin ihren Eis-Konsum reduzieren kann. Anstatt sechs Tage die Woche ein Eis zu essen, zieht sie es in Betracht dies um die Hälfte zu reduzieren, sodass an drei Tagen die Woche ein Eis erlaubt ist. Sie möchte diese Reduzierung auch nicht mit anderen Süßigkeiten ersetzen und weiterhin auf diese verzichten.

Als eine weitere Option nannte die Klientin das eigene Ernährungskonzept ihres Fitness-studios Mrs.Sporty, das auf einem Bausteinkozept mit acht Bausteingruppen (1. Getreide, 2. Milch/-produkte, 3. Fleisch/Fisch, 4. Gemüse, 5. Obst, 6.Fette 7. Extras/Alkohol, 8.

Getränke) basiert (Mrs.Sporty Ernährungskonzept). Sie hat sich dies bereits einmal erklären lassen und weiß dadurch, dass individuell berechnet wird, welchen Nährstoffbedarf sie hat und darf dementsprechend aus den acht Bausteingruppen frei gestalten, was sie davon ist (Mrs.Sporty Kalkulator) Bei diesem Konzept sind alle Nahrungsmittel erlaubt, allerdings in Maßen. Dabei müssen alle Lebensmittel gewogen werden und dann den jeweiligen Bausteinen zugeordnet werden, um sich nach den empfohlenen Bereichen zu ernähren. Dieses Zuordnen bzw. Eintragen des Verzehrten geschieht digital per App oder manuell in Ernährungstagebüchern (Mrs.Sporty Miils App). Allerdings stellt für die Klientin beides viel Aufwand dar, besonders dadurch, dass dies auch für ihre Familie berechnet werden muss. Den Grundgedanken findet sie gut und ist auch der Meinung, dass sie dadurch Erfolge sehen wird, jedoch ist es für sie in der momentanen Situation nicht realistisch dieses Verhalten für eine lange Zeit durchzuhalten.

Es ist außerdem eine Möglichkeit die Mahlzeiten mit Zeit und Menge zu notieren, wodurch ein erkennbares Muster entsteht und mögliche routinierte Verhaltensweisen erkennbar sind. Momentan ist es für die Klientin aber noch störend, dass sie für diese Variante ebenfalls viel notieren und abwiegen muss, das heißt abgesehen vom Kaufen und Zubereiten noch zusätzlichen Aufwand hat. Zunächst möchte die Frau es ohne derartigen Aufwand testen.

Die letzte Option im Bereich der Ernährung, die für die Klientin in Betracht kam, ist es in Kombination mit der Low-Carb Ernährung einen Tag einzubringen, an dem sie alles essen darf (folgend „Cheat Day" zu dt. „Betrüger-Tag" genannt). Dabei möchte sie aber auch darauf achten nicht zu viel zu essen und dadurch die anderen Tage zu Nichten zu machen, es fällt ihr durch diesen Tag jedoch einfacher die restlichen sechs Tage der Woche ihre Ernährungsumstellung durchzuhalten.

Als Unterstützung zur Ernährungsumstellung möchte die Klientin wieder regelmäßiger, d.h. drei Mal pro Woche für mindestens 30 Minuten, Sport machen. Dafür möchte sie die Tage Montag, Donnerstag und Samstag festhalten, weil an diesen Tagen genug Zeit ist den Sport ohne Stress unterzubringen. Eine Einheit davon möchte sie gerne im bereits oben genannten Fitnessstudio absolvieren und die restlichen zu Hause.

Als zusammenfassendes Ziel möchte die Klientin langfristig die Lebensmittel bewusster und gezielter einkaufen gehen, um diese dann im Anschluss mit Bedacht und gleichzeitiger Freude vorzubereiten, um diese abschließend gemeinsam mit der Familie zu essen. Der nächste Termin für eine Coaching-Sitzung ist für den 07.09.2020, d.h. vier Wochen nach dem ersten Treffen, festgelegt worden. In diesen Wochen möchte es die Klientin schaffen die Ernährungsumstellung für eine Woche zusammen mit ihrer Familie umzusetzen, was bedeutet, dass diese sich einen Tag zusammensetzt, um die Mahlzeiten der nächsten Tage zu planen. Wünschenswert findet es die die Klientin außerdem, wenn sich ihr Trinkverhalten verbessert und sie jeden Tag mindestens 1,5 Liter Wasser trinkt.

2.5 Stufe What des GROW-Modells mit der Klientin

Nachdem die Optionen besprochen und abgewogen wurden, ist es an dieser Stelle wichtig gewesen den für die Klientin optimalen Weg zu wählen, um ihre Ziele zu erreichen.

Diese hielt es am realistischsten und sinnvollsten, wenn mit Hilfe von Rezepten Mahlzeiten für die gesamte Familie vorbereitet werden, was je nach Zeit durch eine Person oder mehrerer Personen erfolgen soll. Dafür setzt sich die ganze Familie am Wochenende, voraussichtlich sonntags nach dem gemeinsamen Frühstück, zusammen, um dann die Mahlzeiten für die nächsten Tage zu planen bzw. Ideen für allgemeine Gerichte zu sammeln. Da sowohl die Eltern als auch die Kinder mobil sind sollen sich die Einkäufe für frische Lebensmittel geteilt werden.

Um das Trinkverhalten anzupassen möchte sie direkt, wenn sie nach Hause kommt eine große Wasserflasche fertig machen und auf den Tisch stellen oder stattdessen ungesüßten Tee in einer Karaffe vorbereiten. Während sie auf der Arbeit ist stellt sie sich auch eine Wasserflasche auf den Tisch und schenkt dies direkt in das danebenstehende Glas ein. Dadurch erhofft sich die Klientin auf ca. 1,5 Liter pro Tag an kalorienarmer Flüssigkeit zu kommen, um den Stoffwechsel während der Abnahme zu unterstützen.

Der Sonntag wurde als der Tag festgelegt, an dem die Klientin alles essen darf, dabei jedoch nicht übertreiben soll. Für die Klientin erschien es als sinnvoll so einen Tag einzubringen, um sich einfacher an den anderen Tagen an die Ernährungsumstellung zu halten und ggf. Heißhungerattacken vorzubeugen.

Momentan sah die Klientin nur zwei mögliche Hindernisse. Eins davon ist die Gefahr, dass ihre Kinder die Low-Carb Gerichte nicht mitessen möchten und dadurch doch spontan doppelt vorbereitet und gekocht werden muss. Um dies zu umgehen setzt sich die Familie bereits sonntags zusammen, wobei Alternativen besprochen werden. Außerdem können die bereits 17- und 20- jährigen Kinder ihr eigenes Essen vorbereiten, um dadurch auch die Mutter zu entlasten keine mehrfachen Mahlzeiten an einem Tag für zu kochen. Durch die Besprechung der Alternativen wird bereits rechtzeitig geplant und niemand kommt in die Versuchung spontan vermeintlich schlechte Mahlzeiten zu sich zu nehmen und aus der Umstellung auszusteigen.

Das zweite Hindernis sind Feiern mit der Familie oder Freunden, welche aufgrund des COVID-19 Virus momentan selten sind, was es für die Klientin leichter macht an ihre Ernährungsumstellung festzuhalten und weiterhin nur an einem Tag alles essen zu können. Falls es doch wegen Geburtstagen oder ähnlichen Gründen zu solchen Feiern kommt, möchte die Klientin abwägen, ob es sich für sie lohnt an diesem Tag alles zu essen und dafür den Sonntag als einen Low-Carb Tag zu machen oder sich lieber bei der Feier zurück halt und den Sonntag als Cheat Day festhält.

Die größte Unterstützung während der Ernährungsumstellung sind die eigenen Kinder und der Mann, welche zusammen mit der Klientin alles planen und vorbereiten und ihr bei potenziellen Problemen zur Seite stehen, um diese bei ihrem Ziel abzunehmen optimal zu begleiten. Trotzdem möchte die Klientin die engste Familie und den engsten Freunden von ihrer Ernährungsumstellung berichten, damit diese wissen und verstehen, wenn die Klientin ungerne etwas essen gehen möchte oder einem Kuchen-Nachmittag lieber aus dem Weg gehen möchte. Außerdem erhofft sie sich dadurch verstärkte Ermutigung seitens der Leute, die ihr wichtig sind.

Mit hoher Motivation ihr erstes Ziel bis zur nächsten Sitzung am 07.09.2020 zu erreichen, verließ die Klientin das Gespräch und bedankte sich für die bereits stattgefundene Unterstützung.

2.6 Stufe Gap des GROW-Modells mit der Klientin

Vor vier Wochen hielten die Klientin und der Coach ihre erste gemeinsame Coaching-Sitzung ab und sprachen bereits über das aktuelle Ess-, Trink- und Sportverhalten der Frau und hielten für die heutige Sitzung fest, dass diese mindestens eine Woche ihre Ernährung umstellt und die Mahlzeiten einmal die Woche zusammen mit ihrer Familie plant.
Die zweite Sitzung fand am Montag den 07.09.2020 statt, in welcher über die vergangenen vier Wochen gesprochen wurde.

Nachdem die Klientin die erste Sitzung verließ wurde die erste Planung mit der Familie am Dienstag durchgeführt, da sich am Montag nicht mehr alle zeitgleich zusammenfinden konnten. Diese Planung für den 09.09.2020 bis zum 13.09.2020 lief zu Beginn etwas schleppend ab, da der Sohn ungerne auf sein regelmäßiges Fleisch und viele Kohlenhydrate verzichten wollte. Als Kompromiss einigten sich beide Parteien darauf, dem Sohn auch mal anderes Fleisch als mageres zu geben oder anstatt Gemüse-Nudeln auf Vollkornnudeln zurückzugreifen. Es wurde jeden Tag frisch gekocht, wobei sich immer an dasselbe Schema gehalten wurde, welches wie folgt aussah:

- Frühstück: Joghurt mit Obst und Chiasamen
- Mittagessen: Resteessen des Vorabends oder leichtere Kost, wie Omelette mit Gemüse
- Abendessen: am Abend frisch zubereitet, z.B.: gefüllte Gurke, Paprika Geschnetzeltes mit Reis, Gemüse-Nudeln mit selbstgemachter Soße

An den Tagen, an denen die Klientin geplant hat, Sport zu treiben wurden auch hochwertiger Kohlenhydrate eingebaut. In diesen ersten Tagen hatte die Klientin Spaß und Genuss sich an den Plan zu halten und bemerkte zudem, dass sich das Trinkverhalten gebessert hat, aber noch ausbaufähig ist. Die Klientin wurde durch die Mahlzeiten satt und verspürte dadurch automatisch seltener das Gefühl abends noch ein Eis essen zu. Sonntags durfte die Klientin immer frei entscheiden, was sie essen wollte und griff an dem Tag auch auf Kohlenhydrate und kleine Süßigkeiten zurück.

In der darauffolgenden Woche kamen die Eltern der Klientin aus dem Ausland zu Besuch und übernachteten in dieser Zeit mit in dem Haus der Klientin, wodurch es zu viel zusätzlichem Stress kam und aufgrund des anderem Essverhaltens der Eltern gab es ein paar Schwierigkeiten der geplanten Ernährungsumstellung. Bei der Planung am Sonntag war schon auffällig, dass diese besser funktionierte als vergangene Woche. Dabei wurde auch der Besuch berücksichtigt, jedoch blieb dieser länger als ursprünglich gedacht, wodurch der Plan spontan geändert werden muss. Die Vorbereitung der Mahlzeiten hat in dieser Woche auch nicht so gut funktioniert, da die Eltern viel Aufmerksamkeit verlangten und gerne außer Haus essen und die Familie immer wieder dazu bringen wollte dort mit hin zu gehen. Die Klientin lehnte dies aber immer wieder erneut ab, um nicht in die Versuchung zu kommen das neu aufgenommenen Essverhalten abzulegen. Die Frau betonte dem Coach gegenüber, dass dies ein Hindernis ist, dessen sie sich vorher nicht bewusst war, jedoch konnte sie auch dieses meistern. Diese Woche stellte einen kleinen Rückschlag für die Klientin dar, bei dem sie auch weniger getrunken hat, jedoch wurde nicht mehr Eis konsumiert als in der vergangenen Woche.

Nach einem Gespräch mit ihrem Partner fasste die Klientin erneut Motivation an ihrer Zielerreichung festzuhalten und die geplant Low-Carb Ernährung umzusetzen. Sie und ihr Mann fühlten sich bereits nach der ersten absolvierten Woche wohler und gesünder, worauf am folgenden Sonntag wieder eine Planung des Essens stattfand. Orientiert wurde sich hierbei an Rezeptideen aus Büchern uns dem Internet, wobei auch mehr Unterstützung durch die Kinder kamen. Beide Kinder halfen außerdem problemloser bei der Besorgung und Zubereitung der Mahlzeiten, sowohl für die eigenen als auch für die der Eltern. Dadurch fühlte sich die Klientin weniger gestresst und spürte noch mehr Wille dieses Verhalten als Routine in den Alltag einzubringen.

Noch bereits während die dritte Woche lief wurden schon Ideen für die Gerichte der kommenden Woche gesammelt. Diese Ideen wurden immer von den jeweiligen Personen auf einen Block geschrieben, weswegen sich die Familie am Sontag nur noch zusammensetzen musste, um zu entscheiden welche Mahlzeit an welchem Tag gegessen wird. Sowohl das Zusammensetzen als auch das Besorgen und Zubereiten der Mahlzeiten lief in dieser Woche bereits viel routinierter ab, wobei es jedoch aufgrund unterschiedlicher Arbeitszeiten auch noch mal zu Schwierigkeiten kam die Mahlzeiten zusammen zu essen und nicht jeder für sich allein. Aber alle vier Familienmitglieder waren sich einig, dass es schöner ist zusammen zu essen, was sie sich gemeinsam für die kommende Woche vornahmen.

Im Gespräch mit dem Coach erklärte die Klientin, dass sie mit der bisherigen Umsetzung des Essens und Trinkens für diese Zeit zufrieden ist und sie aber unzufrieden mit der Sportumsetzung ist. Sie hat es nicht geschafft den Sport drei Mal die Woche unterzubringen, sondern hat nur ein bis zwei Mal die Woche Sport getrieben, wobei die Einheiten alle zu Hause absolviert wurden. Aufgrund dessen stellte sich die Frage, ob sich die Klientin zu viel auf einmal vorgenommen hat, worauf sie sich eingestand, dass es mit der Ernährung doch eine größere Umstellung war als gedacht, welche dann mehr Zeit in Anspruch nahm. Die Klientin merkte aber durch die routiniertere vierte Woche, dass es für sie möglich ist das Verhalten durchzuhalten, weswegen die Motivation weiterhin hoch war und sie keinesfalls aufhören möchte ihre Ernährung und ihren Sport umzustellen und daran festzuhalten. Durch den Sonntag als Cheat Day verspürte die Klientin unter der Woche ein maximal geringes Verlangen nach Süßigkeiten und spürte keine Anzeichen von Heißhunger.

Für sie sind noch keine äußeren Veränderungen sichtbar, was sie sich damit erklärte, zu wenig intensiven Sport gemacht zu haben und auch das Hindernis in Form des Besuchs der Eltern dazu beigetragen hat weniger Sport zu treiben. Allerdings fühlt sich die Klientin bereits in ihrem Körper wohler, da sie weiß, dass sie momentan etwas für sich, ihr Wohlbefinden und ihre Gesundheit tut.

In den kommenden Wochen möchte die Klientin das bereits umgesetzte Ernährungsverhalten festigen, sowie die gemeinsame routinierte und schnelle Planung und den gemeinsamen Verzehr der Mahlzeiten. Sie möchte zusätzlich regelmäßiger Sport machen, was sie als mindestens zwei Mal pro Woche definiert, und gegebenenfalls eine Einheit der Woche abends gemeinsam mit ihrem Mann macht.

In weiteren vier Wochen, sprich am 05.10.2020, treffen sich Coach und Klientin erneut, wobei eine neue Körpermessung durchgeführt wird. Als Ziel hat es sich die Klientin bis dahin gesetzt durch Sport und Ernährung ca. zwei bis drei Kilogramm abzunehmen, weiterhin die Low-Carb Ernährung umzusetzen und mindestens 1,5 bis zwei Liter Wasser jeden Tag zu trinken.

Als Unterstützung für Klientin und Coach soll die Klientin für die nächsten vier Wochen, vom 07.09.2020 bis zum 05.10.2020, Ernährungsprotokolle mit Mengenangaben, Uhrzeit, Flüssigkeitszufuhr und Sporteinheiten schreiben.

2.7 Maßnahmenplan zum Verhaltenstraining

Verhaltenstrainings sind Weiterbildungsmaßnahmen, welche von Experten geleitet werden, um neue Fähigkeiten zu entwickeln und die somit das bisherige Verhaltensmuster ergänzen. Durch diese Maßnahmen gelingt eine optimale Auseinandersetzung mit möglichen Herausforderungen (Demmerle, Schmidt, Hess, 2010, S. 223).

In den Sitzungen zwischen der Klientin und dem Coach wurde ebenfalls ein Maßnahmenplan zur Verhaltensänderung erstellt.

Ein zentraler Punkt stellt dabei die flexible Esskontrolle dar, welche eine gelegentliche Möglichkeit für Genusslebensmittel umfasst. Dadurch hat die Klientin die Möglichkeit die Vielfalt der Lebensmittel zu genießen und sich ausgewogen zu ernähren. Aufgrund dieses Verhaltens ist es für die Klientin langfristiger möglich an dem neu angepassten Ernährungsverhalten festzuhalten und somit weiter für ihr Ziel Gewicht zu reduzieren zu arbeiten. Wie bereits oben erwähnt stellt der Sonntag als sogenannten „Cheat Day" eine gute Möglichkeit für die Klientin dar bestimmte Lebensmittel zu verzehren, welche für sie Lebensqualität ausmachen. Automatisch wird dadurch ein Glücksgefühl erzeugt, sodass sich die Frau wohler fühlt, solange der Lebensmittelverzehr in Maßen geschieht. Falls dies Mal erforderlich sein sollte, hat die Klientin die Möglichkeit den Cheat Day flexibel zu verschieben. Aufgrund keines striktem Ernährungsplan unterliegt die Klientin keiner konstanten Kontrolle, sondern kann je nach ihren Bedürfnissen entscheiden, was sie in welcher Menge zu welchem Zeitpunkt essen möchte.

Ein weiterer Teil der Maßnahmenplanung ist die Selbstbeobachtung der Klientin, bei der sie ab der zweiten stattgefunden Sitzung Ernährungsprotokolle schreiben soll, bei denen sie notiert, welche Lebensmittel sie in welcher Menge und zu welcher Uhrzeit gegessen hat. Da besonders bei der Klientin das Trinkverhalten und der Sport beobachtet und verbessert werden müssen wird dies auch auf dem Protokoll vermerkt. Um nähere Informationen über das Sportverhalten der Klientin zu erlangen, soll auch die Dauer der Sporteinheit notiert werden. Durch das Führen der Protokolle kann die Klientin bereits vor dem nächsten Treffen beobachten, ob Verhaltensmuster zu erkennen sind und ob sie ausgewogen isst. In Kombination mit den Sporteinheiten kann die Klientin in einer Coaching-Sitzung durch Anleiten abwägen, ob eine Low-Carb Ernährung optimal ist oder ob gewisse Änderungen getroffen werden müssen. Dabei ist es wichtig zu berücksichtigen, dass der Coach ausschließlich dazu da ist der Klientin als Hilfe zur Selbsthilfe zur Verfügung zu stehen.

Daraus folgen die Selbstverstärkung bzw. die Belohnung durch die Klientin, bei der sie sich dafür belohnen darf, sobald sie festgehaltene Ziele erreicht hat. Zuerst überlegt die Klientin selbst, mit welchen Möglichkeiten sie das neue Verhalten durchhalten kann und erkennt dadurch eingefahrene Verhaltensmuster. Davon abgeleitet kann sie einordnen welche Verhaltensweisen bereits gut und förderlich sind und welche noch mehr Beachtung brauchen, um herauszufinden wie es zu diesem Muster kommt und, ob es gegebenenfalls alternative Verhaltensweisen gibt (Selbstverstärkung). Bei bereits gutem Verhalten soll dies weitergeführt werden und um dies zu vereinfachen setzt sich die Klientin Ziele, bei denen sie bei Zielerreichung eine Belohnung bekommt. In diesem Fall bedeutet das, dass die Klientin bis zur nächsten Körperanalyse drei Kilogramm abgenommen haben möchte. Als Belohnung darf sie sich eine neue Halskette kaufe, welche sie sich schon seit einer gewissen Zeit kaufen möchte.

Sobald die Klientin ihr Hauptziel erreicht hat zehn Kilogramm abzunehmen und ihren Körper zu straffen, ist ihre Belohnung neue Anziehsachen in ihrer zurückgewonnene Kleidergröße zu kaufen. Für ihr eigenes Wohlbefinden ist es ihr wichtig schöne, passende Kleidung in ihrem Kleiderschrank zu haben.

2.8 Maßnahmenplan zur Rückfallprophylaxe

Die Rückfallprophylaxe wird im Anschluss einer Behandlung durchgeführt, bei der jegliche Art von Rückschlägen rechtzeitig thematisiert werden, um einen kompletten Rückfall in alte Verhaltensweise zu verhindern (Giel, Leehr, Becker, Startup, Zipfel, Schmidt, 2013).

Bereits während der Beratung bzw. des Coachings finden regelmäßige Treffen statt, die durch Telefonate bei Akut-Problemen ergänzt werden. Bereits an diesem Punkt wurde der Klientin erklärt, dass Rückschläge dazu gehören, wie z.b. der Besuch der Eltern und zu betonen, dass diese Hindernisse nur durch die Klientin zu überwältigen sind und sie fähig ist dies zu tun. Es finden auch nach der Beratung Folgetreffen zwischen der Klientin und der Beraterin bzw. dem Coach statt, bei denen über den aktuellen Stand der Ernährung und mögliche Hindernisse oder Probleme gesprochen werden, damit die Klientin langfristig ihr Ernährungsverhalten beibehält. Die genannten Folgetreffen finden alle zwei Monate statt. Falls es jedoch in der Zwischenzeit zu Rückfragen oder Problemen kommt besteht die Möglichkeit E-Mails an die Beraterin zu schreiben oder sie bei dringenden Notfällen den Coach anzurufen, um gegebenenfalls spontane Sitzungen einzuberufen. Auch nach der Beratung muss sich die Klientin immer wieder vor Augen führen, dass sie diejenige ist, die die Kontrolle hat und mit Stolz auf das zurückblicken kann, was sie bereits erreicht hat. Um sie dahingehend zu unterstützen hilft ihr der Coach durch die Hilfe Zur Selbsthilfe dies zu erkennen und darauf hinzuweisen, dass sie sich eine Belohnung verdient hat, wenn die Kleinziele und Hauptziele erreicht worden sind. Nur dadurch, dass der Coach sie in diese Richtung lenkt merkt die Klientin erneut, wie viel Kontrolle sie über die Situation hat, was sie weiterhin verstärkt an ihrem Ziel und ihrem Verhalten festzuhalten.

Außerdem ist die flexible Esskontrolle ein zentraler Aspekt für die Rückfallprophylaxe, da dadurch möglicher Heißhunger vorgebeugt wird und das Risiko für einen Rückfall geringer ist. Die Klientin verhindert Heißhungerattacken zusätzlich durch den „Cheat Day" sonntags, weil sie an diesem Tag alle Lebensmittel essen darf und möglicher angestauter Appetit auf bestimmte Lebensmittel rechtzeitig befriedigt werden kann. Aufgrund der Flexibilität und der Vielfalt bleibt für die Klientin eine hohe Lebensqualität bestehen, welche die Klientin auch langfristig glücklich machen.

3 Darstellung einer Coaching-Sitzung

Bei der Coachinghaltung sind mehrere Aspekte zu berücksichtigen, ein zentraler liegt dabei in der Hilfe zur Selbsthilfe, d.h. der Coach hält sich mit eigenen Anweisungen und Gedanken zurück und leitet die Klientin dazu an selbst über die Problemlösung oä. nachzudenken. Dadurch lernt die Klientin sich selbst zu entwickeln und zu entfalten. Das Ziel der Coachinghaltung ist es, dass sich die Klientin mehr mit sich selbst auseinandersetzt und somit lernt ihre eigene Selbstkompetenz besser kennen zu lernen. Das heißt die Klientin fühlt sich dadurch zunehmend selbstbewusster und sicherer, mit dem was sie tut.

Bei den einzelnen Sitzungen orientierte sich die Beraterin an der klientenzentrierten und lösungsorientierten Gesprächsführung, das bedeutet, dass die Klientin mit ihren Gedanken und Gefühlen im Mittelpunkt steht, wobei sich der Coach zurück hält, um dem Klienten Freiraum beim Denken und Reden zu geben. Trotzdem ist es wichtig, dass der Coach das Gesagte und Gedachte des Klienten reflektiert, um somit diesen zu unterstützen.

Dabei wurden einige Techniken seitens der Beraterin berücksichtigt, um die Klientin stets zu unterstützen und bestärken. Eine dieser Techniken ist das empathische Spiegeln, dessen Ziel es ist das verbale Ausdrucksvermögen der Klientin zu fördern. Dafür fühlt sich der Coach in seine Klientin ein, damit sich diese richtig verstanden fühlt und falls die Klientin das Empfundene nicht in Worten ausdrücken kann gibt die Beraterin dies in Worten wieder. Abgesehen davon muss der Coach aktiv zuhören, in dem sie konzentriert ist und dies auch nach außen hin durch Blickkontakt, halbverbale Äußerungen und angemessene Mimik bzw. Gestik zeigt. Hinzu kommt, dass an angebrachten stellen Feedback über das bisher Verstandene gegeben wird, wobei nichts in das Gesagte rein interpretiert wird. Gegebenenfalls werden an den erforderlichen Stellen zentrale Punkte zusammengefasst, damit keine Missverständnisse zwischen Klientin und Beraterin entstehen. Um die Selbstoffenbarung und die Lösungsorientierung der Klientin zu unterstützen stellt die Beraterin kurze und gleichzeitig treffende Fragen, die das Gespräch leiten und der Klientin als Gedächtnisstütze dienen. Dies spiegelt den zentralen Punkt, die Hilfe zur Selbsthilfe, wider.

Zu vermeiden sind geschlossene und Warum-Fragen, da diese weder lösungsorientiert sind noch der Klientin bei der Beantwortung ein gutes Gefühl geben. Speziell durch Warum-Fragen fühlt sich diee schnell unter Druck gesetzt und in die Enge getrieben, weswegen das Risiko an seinen eigenen Gedanken und Verhalten zu zweifeln steigt.

Als ausgewählte Sitzung wird im Folgenden das Gespräch zur Stufe GAP beschrieben. Bei dieser Sitzung war es Ziel zu erfahren, wie die Klientin die vergangenen vier Wochen nach dem Eingangsgespräch erfahren hat und wie es ihr dabei ergangen ist. Besonders wurde dabei auf die Fragen eingegangen, wie und ob die Umstellung funktioniert hat und wo es noch eventuelle Probleme gab. Außerdem galt es herauszufinden, ob sie bereits Unterschiede an ihrem Körper merkt oder sieht und ob sie ggf. noch etwas aus den letzten vier Wochen ändern möchte.

Zu Beginn des Gesprächs wiederholte der Berater das Ziel, das beim letzten Mal vereinbart wurde, d.h. die Klientin hat sich vorgenommen mindestens eine Woche die Ernährungsumstellung durchzuhalten und zudem das Trinkverhalten und den Sport zu verbessern.

Mit der Frage „Wie war das Körpergefühl während der vergangenen Wochen?" leitete die Beraterin dazu über, dass die Klientin auf die Zeit seit der letzten Sitzung zurückblickt und somit einen ersten Eindruck über ihr Wohlbefinden bekommt. Diese antwortete darauf, dass sie sich „[Mal] besser und mal schlechter gefühlt hat. Das war zwischendurch wie eine Achterbahn. Als meine Eltern da waren habe ich mich nicht gut gefühlt, weil das wie ein Rückschlag für mich war. [...] Jetzt gerade fühle ich mich aber besser." Daraufhin erfragte der Coach „Was [hat sie] denn dafür getan, um sich besser zu fühlen?", wodurch die Klientin einerseits in ihrem Verhalten bestätigt wird und andererseits kann die Beraterin erkennen, wie viel die Klientin tatsächlich geändert hat und dadurch, wie wichtig es ihr ist ihr Ziel zu erreichen. Dadurch erfuhr diese, dass die Planung, Besorgung und Zubereitung gemeinsam mit der Familie stattgefunden hat und sie ihr erstgenanntes Ziel, mindestens eine Woche die Umstellung durchzuhalten, erreicht hat. Um sich an das gesteigerte Trinken zu gewöhnen hat sich die Klientin direkt zu Hause eine Flasche Wasser mit Sprudel fertig gemacht und diese mit Glas auf ihren Tisch zu Hause gestellt. Auf der Arbeit hat sie sich beim Eintreten direkt eine Wasserflasche mitgenommen und sich davon etwas in ein Glas gekippt, falls dieses leer war hat sie versucht das direkt wieder aufzufüllen. „Wie haben Sie dieses Vorgehen für sich wahrgenommen?", fragte die Beraterin, welche damit beantwortet wurde, dass es am Anfang zwar ungewohnt und nicht immer einfach war, es aber trotzdem gute Tage gab. Gleichzeitig ist sich die Klientin aber auch bewusst, dass sie trotzdem noch zu wenig trinkt. Um zu erkennen, aus welchen Gründen die Klientin noch zu wenig trinkt und damit diese sich über dessen Stellenwert noch bewusster wird wurde folgende Frage gestellt: „Woran lag es, dass sie noch keine zwei Liter getrunken haben?" Aufgrund der merklich hohen Vertrauensbasis antwortete

17

die Klientin, dass sie es vergessen hat. Damit der Klientin keine Motivation verliert und sich weiterhin auf das positive konzentriert, wechselte die Beraterin das Thema zum Sport. „Sie haben mir bereits letzte Mal gesagt, dass sie drei Mal pro Woche Sport machen möchten, wie hat das die letzten Wochen funktioniert?", begann der Coach das Thema und lobte die Klientin („Sehr gut, dass sie sich nicht noch mehr Stress gemacht haben, das wäre für ihr Ziel kontraproduktiv gewesen. Da haben Sie alles richtig gemacht.") als diese berichtete, dass sie den Sport immer im Hinterkopf hatte und jede gute Lücke genutzt hat, um Sport zu machen. Ihr war es aber auch wichtig keinen zunehmenden Stress zu verursachen, weswegen sie nicht zwanghaft nach einer Lücke gesucht hat. Dabei war zu erkennen, dass die Klientin stolz auf sich selbst war.

Im zweiten Teil der Sitzung ging es darum herauszufinden, inwiefern die Klientin bereits Unterschiede bemerkt, „[W]enn sie jetzt einmal überlegen, welche Veränderungen sind Ihnen bisher an sich selbst aufgefallen?", begann der Coach mit diesem Teil der Sitzung. Die Klientin erzählte, dass sie sich psychisch viel besser fühlt, d.h. sie redet sich weniger negatives über sich selbst ein und ist allgemein viel positiver gestimmt. Dadurch merkt sie auch, dass sie sich leichter fühlt. Als „leichter" bezeichnet sie in dem Fall, dass sie sich befreiter im Kopf fühlt und nicht das verringerte Körpergewicht. Im Spiegel und auch an der Kleidung merkt sie noch keine sichtbare Veränderung. Diese Aussagen hinterfragte die Beraterin wie folgt: „Sie haben mir gerade erzählt, dass sie sich grundsätzlich schon besser fühlen, inwiefern trifft das auch auf ihren Blick in den Spiegel zu?". Die Klientin fühlt sich auch bei dem Blick in den Spiegel besser, was sie auch damit begründet, dass sie besser gestimmt ist. Trotzdem ist es für sie manchmal demotivierend, weil sie keine sichtbare Veränderung an sich wahrnimmt, sie weiß aber auch, dass es eine gewisse Zeit dauert. Deswegen ist die Klientin auch weiterhin motiviert ihr Vorhaben umzusetzen. „Das hört sich bereits alles gut an und Sie wissen auch schon die grundlegenden Dinge, um ihr Ziel zu erreichen. Was denken Sie denn muss sich noch ändern, damit sie auch noch körperliche Veränderungen sehen?" Auf diese Frage antwortete die Klientin damit, dass sie den Sport regelmäßiger umsetzen und durchhalten muss, es fällt ihr besonders dann leichter, wenn ihr Mann mit trainiert. Dadurch können sich beide gegenseitig unterstützen.

Zum Ende der beschriebenen Sitzung hielten Klientin und Beraterin ein Zwischenziel bis zur nächsten Sitzung fest („Frau X, unsere nächste Sitzung ist am 05.10.2020, was nehmen Sie sich bis dahin vor, um ihrem Ziel näher zu kommen?"). Dieses war, dass die

Klientin bis dahin zwei bis drei Kilogramm Körpergewicht verlieren möchte, indem sie sich weiterhin Low-Carb ernährt und zusätzlich konsequenter zwei bis drei Mal pro Woche Sport treibt. Außerdem möchte sie 1,5 Liter trinken, hauptsächlich Wasser oder Tee und nur ein geringer Teil soll aus Kaffee bestehen. Bevor die Beraterin ihr die Ernährungsprotokolle erklärte und mitgab, stellte dieser noch eine abschließende Frage: „Wenn Sie sich vorstellen, dass sie die eben genannten Ziele in der Zeit erreichen, was verändert sich für Sie?". Die Klientin beantwortete die Frage damit, dass sie sich wohler fühlt und merkt, dass es sich lohnt an der Ernährungsumstellung und dem Sport festzuhalten.

Danach überreichte der Coach der Klientin die Ernährungsprotokolle für die nächsten Wochen und beide verabschiedeten sich bis zum 05.10.2020, um eine erneute Körperanalyse durchzuführen und das Essverhalten genauer zu betrachten.

4 Ergebnisbewertung und Schlussfolgerung

Zusammenfassend ist festzuhalten, dass die Klientin nicht komplett zufrieden mit der Zielerreichung ist, sie aber trotzdem weiß auf dem richtigen Weg zu sein und in den vergangenen Wochen schon viel geleistet hat. Außerdem fühlt sie sich von der Beraterin gut angeleitet und unterstützt, weswegen sie sich auf die weitere Zusammenarbeit und Unterstützung freut.

Aus Sicht der Beraterin ist festzuhalten, dass die Lösungsbereitschaft und Lösungsfähigkeit der Klientin sehr hoch und ehrlich sind. Während den Sitzungen kam es zu keinen Komplikationen, das einzige Hindernis war, dass die Klientin zu Beginn sehr festgefahren auf die Low-Carb Ernährung war. Allerdings erwies sich diese Ernährung schon einmal als erfolgreich für die Klientin, wodurch es verständlich ist, dass diese erneut durchgeführt erden möchte.

Während der angenehmen und vertrauenswürdigen Sitzungen ist aufgefallen, dass die Klientin nicht mehr so streng zu sich selbst war und sich dem Stellenwert einer gesunden und ausgewogenen Ernährung bewusster geworden ist. Auch die Beraterin hatte den Eindruck, dass die Klientin bereit war etwas in ihrem Leben zu ändern und sie deswegen sehr konzentriert und wissbegierig war.

Zum Schluss ist noch anzumerken, dass sich die Beraterin gut vorbereitet gefühlt hat, da das GROW-Modell für sie bereits Arbeitsalltag ist, d.h. sie führt täglich persönliche Trainergespräche durch, die sich auch an dem Aufbau des GROW-Modells und der lösungsorientierten und klientenzentrierten Gesprächsführung orientieren. Dadurch fühlte sie sich in der Fragetechnik und Vorgehensweise sicher und somit waren die Sitzungen und einzelnen Situationen gut händelbar. Allgemein empfand die Beraterin die Coaching-Sitzungen als erfolgreich.

5 Literaturverzeichnis

Edgerton, N., Palmer, S. (2005) *SPACE: A psychological model for use within cognitive behavioural coaching therapy and stress managment* (S.25) https://www.research-gate.net/profile/Stephen_Palmer5/publication/322509343_SPACE_A_psychologi-cal_model_for_use_within_cognitive_behavioural_coaching_therapy_and_stress_ma-nagement/links/5cb4a9234585156cd79ad21d/SPACE-A-psychological-model-for-use-within-cognitive-behavioural-coaching-therapy-and-stress-management.pdf

Giel, K. et al. (2012). *Rückfallprophylaxe bei Anorexia nervosa.* https://www.research-gate.net/profile/Stephan_Zipfel/publication/236206876_Relapse_Prevention_in_Ano-rexia_Nervosa/links/004635263bfe24c22b000000/Relapse-Prevention-in-Anorexia-Nervosa.pdf

Mrs.Sporty Ernährungskonzept. Abgerufen am 01.09.2020. https://www.mrs-sporty.at/ernaehrungskonzept/

Mrs.Sporty Bausteinkalkulator. Abgerufen am 01.09.2020. https://kalkulator.mrs-sporty.de/

Mrs.Sporty Miils App. Abgerufen am 01.09.2020. https://apps.apple.com/de/app/mrs-sporty-miils/id1147193386

Ryschka, J. et al. (2010). *Praxishandbuch Personalentwicklung: Instrumente, Konzepte Beispiele* S. 223, Punkt 3.5 (Demmerle, H. Schmidt, J. M. Hess, M.). https://books.google.de/books/about/Praxishandbuch_Personalentwick-lung.html?hl=de&id=cHIADT1FkUQC&redir_esc=y

Tudor-Locke C. et al. (2009). *Accelerometer- Determined Steps per Day in US Adults* https://journals.lww.com/acsm-msse/Fulltext/2009/07000/Accelerometer_Deter-mined_Steps_per_Day_inUS_Adults.5.aspx

Anmerkung der Redaktion; Der Anhang wurde aus urheberrechtlichen Gründen entfernt.

6 Tabellenverzeichnis

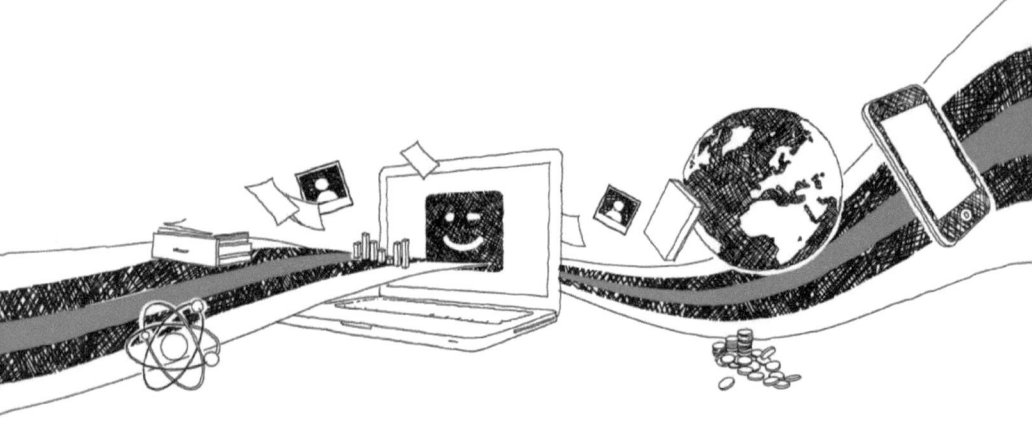
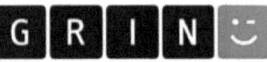